LANCETTE FRANÇAISE

GAZETTE DES HOPITAUX

CIVILS ET MILITAIRES

FONDÉE EN 1828

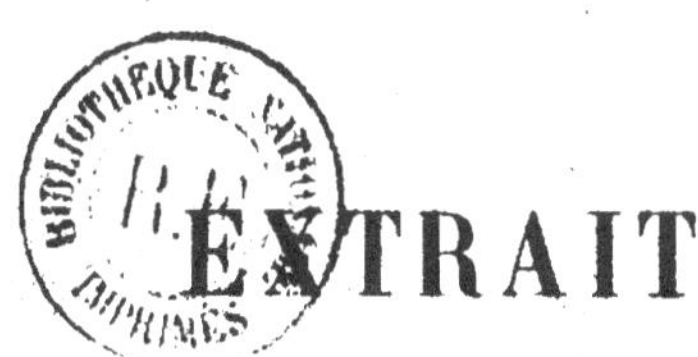

EXTRAIT

ADMINISTRATION

49, RUE SAINT-ANDRÉ-DES-ARTS

PRÈS LA FACULTÉ DE MÉDECINE

PARIS 6ᵉ

Extrait de la *Gazette des hôpitaux*, 18 mars 1909, n° 32.

LE MARIAGE DES CARDIAQUES

Par le docteur Louis RÉNON,
Professeur agrégé à la Faculté de médecine de Paris, médecin de la Pitié.

Messieurs, je vais vous parler aujourd'hui du mariage des cardiaques (1). La question a l'intérêt d'être de celles que fréquemment le médecin doit résoudre dans sa pratique, car, bien souvent des parents vous demanderont si leur enfant atteint d'une affection cardiaque est apte ou non à se marier.

Nous allons envisager ce problème et considérer la manière de le résoudre au mieux des intérêts du malade et de la société. C'est là, en effet, une question dont la considérable portée sociale est soulignée par les sociologues modernes. Beaucoup expriment l'idée que tout mariage devrait être précédé d'un examen médical, et M. Cazalis, dans son livre *La Science et le Mariage*, dit qu'un jour viendra peut-être où « deux familles avant de décider un mariage mettront en présence leurs deux médecins comme elles mettent en présence leurs deux notaires, et où les médecins auront le pas sur les notaires, comme les questions de santé devraient le prendre sur les questions d'argent ». L'idée commence à s'imposer que l'on doit apporter autant de soin au

---

(1) Conférence faite à l'hôpital de la Pitié, recueillie par M. Monier-Vinard, interne du service.

choix des générateurs humains que l'on en met en zootechnie domestique. Dans mon livre sur *Les Maladies populaires*, j'ai déjà insisté sur ces points que j'ai cru devoir vous rappeler brièvement, car ils constituent un préambule nécessaire à ce que je vais vous dire maintenant.

La question du mariage des cardiaques doit être envisagée séparément pour l'homme et pour la femme. Les risques personnels de l'homme sont à peu près nuls; au contraire, il ne peut que bénéficier du calme de la vie conjugale plus tranquille à l'ordinaire que la vie de garçon. Mais, les descendants qu'il pourra procréer ne risqueront-ils pas d'hériter de la tare cardiaque paternelle? Oui, incontestablement. Un père atteint de cardio-sclérose, de néphrite interstitielle, d'aortisme héréditaire, peut, comme l'a montré M. Huchard, engendrer des enfants atteints de lésions semblables. Cette hérédité morbide est à rapprocher de la débilité rénale héréditaire sur laquelle M. Castaigne a récemment insisté.

Pour les cardiopathies valvulaires, la question de l'hérédité morbide est plus discutée. Leur transmission héréditaire a paru peu fréquente à M. Huchard. D'autre part, M. Hirtz et son élève Servin ont publié des faits de transmission aux enfants de sténose mitrale congénitale. Comme il s'agit là d'une malformation congénitale, elle peut s'accompagner d'autres malformations et d'autres stigmates de dégénérescence. Mais, les faits de cet ordre sont en somme assez rares pour qu'ils suffisent à faire refuser systématiquement le mariage aux cardiaques hommes. Le médecin, dans sa détermination, doit tenir compte avant tout de la nature de la maladie et de l'âge du malade. Il est évident qu'un anévrisme aortique, qu'une insuffisance valvulaire mal compensée contre-indiquent formellement le mariage; l'évidence de cette impossibilité est d'ailleurs telle que le médecin n'est guère appelé à se prononcer sur ces cas. Un rétrécissement mitral congénital doit, surtout si le sujet est âgé, faire déconseiller le mariage, car le malade, outre les risques personnels qu'il encourt, peut devenir souche d'une dystrophie héréditaire. S'il s'agit d'un artério-scléreux avec forte hypertension, avant de lui permettre le mariage, le médecin devra l'engager à se soumettre au régime spécial que comporte sa lésion, à supprimer les facteurs habituels d'hypertension, tels que le tabac, le café, l'alimentation carnée exclusive. Enfin, un homme cardiaque ne devra pas épouser une femme cardiaque et non plus une personne qui lui serait apparentée à un degré trop rapproché, la consanguinité favorisant la transmission des dystrophies héréditaires. Ces quelques restrictions faites, vous voyez que le plus souvent on pourra permettre le mariage aux cardiaques hommes.

Messieurs, le point capital de la question est le mariage des cardiaques femmes. En effet, outre les risques qui menacent la malade pendant la grossesse, l'accouchement, la lactation, il y a danger, pour l'enfant, de succomber pendant la grossesse et l'accouchement, ou encore de survivre avec une tare cardiaque héréditaire.

Jusqu'à ces dernières années, la conduite du médecin était fort simple. Toute cardiaque était exclue du mariage. On vivait sous l'influence de l'aphorisme de Peter, devenu bientôt une sorte de loi. Il l'avait formulé à propos de deux cas où la grossesse fut interrompue par des accidents redoutables qu'il désigna du nom si exact « d'accidents gravidocardiaques ». Moi-même, en 1894, alors que j'étais chef du laboratoire de M. le professeur Bar, j'ai vu une femme atteinte de lésions mitrales succomber brusquement à l'œdème aigu du poumon, et nous avons rapporté à la Société de biologie l'état très toxique de ses urines et de son sérum sanguin. Mais des faits montrent aussi que ces redoutables accidents ne compliquent pas fatalement la grossesse de toute cardiaque. Dans la littérature médicale, vous trouverez une série de cas établissant que la croyance ancienne doit être discutée. M. Pouliot, dans sa thèse de doctorat (1904) : *Des accidents qui compliquent les maladies du cœur au cours de la grossesse*, nous montra l'opinion de Peter acceptée d'abord sans réserves. Pour Leyden, la mortalité des cardiaques enceintes est de 55 p. 100; pour Macdonald elle est de 60,7 p. 100; pour Berry Hart elle atteint 87,5 p. 100. Aussi à cette époque, on interdit le mariage aux cardiaques.

Assez souvent, on a vu des cardiaques devenir multipares et ne succomber qu'après un assez grand nombre de grossesses. M. Pouliot cite le fait d'une malade qui mourut subitement à sa huitième grossesse; le professeur Budin a cité le cas d'une cardiaque succombant à la quinzième grossesse, et M. Porak a fait remarquer combien le nombre des cardiaques succombant de ce fait pendant le travail était peu considérable. Des statistiques importantes en fournissent la preuve. M. Vinay sur 5000 accouchées, trouve 80 cardiaques; sur ces 80, 72 n'ont aucun accident, 6 sont prises d'asystolie, 2 d'œdème pulmonaire; sur ces 8 malades atteintes d'accidents cardio-pulmonaires, 3 seulement succombèrent. M. Demelin, sur un total de 5162 accouchées, observa 64 cardiaques. Celles-ci eurent 162 grossesses; 62 de ces grossesses furent tout à fait normales, 100 furent troublées par des accidents divers, 2 seulement furent mortelles. M. Fellner, dans la clinique de Schauta, à Vienne, ausculta systématiquement 900 femmes; 22 avaient des lésions cardiaques; 2 seulement eurent des troubles pendant leur grossesse. M. Champetier de Ribes, sur 5998 accouchements, rencontra 68 cardiaques, 5 seulement eurent des accidents auxquels 2 succombèrent. Personnellement, j'ai observé 3 malades atteintes de rétrécissement mitral chez lesquelles plusieurs grossesses s'accomplirent sans incidents. En somme, l'on peut dire que la plupart des femmes enceintes tolèrent bien leur cardiopathie, un petit nombre d'entre elles seulement présente des accidents graves.

Voyons maintenant en quoi consistent ces accidents. Ils ont deux principaux types : l'insuffisance cardiaque, l'œdème aigu du poumon.

L'insuffisance cardiaque se manifeste à l'ordinaire vers la fin de la première moitié de la grossesse. Son premier signe est la dyspnée survenant d'abord dans l'effort, puis se produisant au repos par accès, enfin devenant continue ; elle s'accompagne d'angoisse profonde et de palpitations plus ou moins violentes. La défaillance cardiaque évolue très vite, « elle brûle les étapes » (Pouliot), l'asystolie, d'abord partielle pulmonaire, se transforme vite en grande asystolie. Souvent enfin il survient des hémoptysies répétées, communes surtout dans la deuxième moitié de la grossesse.

L'œdème aigu survient à l'ordinaire plus tardivement que l'insuffisance cardiaque. C'est dans les derniers mois de la grossesse, pendant le travail et parfois même après la délivrance qu'il se produit. Il se manifeste brusquement par de la dyspnée, de l'angoisse, une toux brève quinteuse ramène une mousse sanguinolente et sa terminaison habituelle est la mort en quelques heures.

M. Pouliot a insisté justement sur un syndrome assez spécial qu'il désigne du nom de cachexie gravido-cardiaque. Il survient chez les grandes multipares, qui soudainement, dans les trois premières semaines qui suivent l'accouchement, présentent des signes d'insuffisance cardiaque aboutissant rapidement à un état d'asystolie irréductible, d'une extrème gravité.

Mais le nombre des femmes cardiaques supportant parfaitement les fatigues de la grossesse et de l'accouchement est si élevé qu'il convient de faire une revision de la loi de Peter (Pouliot, La revision de la loi de Peter, *Arch. gén. de méd.*, fév. 1908).

Potain, Vaquez, Vinay depuis longtemps déjà ne défendent plus absolument le mariage des cardiaques. M. Huchard résout très libéralement cette question. M. Pouliot le proscrit seulement pour les femmes chez lesquelles des troubles déjà notables laissent penser qu'elles sont incapables de supporter une grossesse. Il l'interdit aussi aux jeunes filles atteintes de symphyse cardiaque, à celles en état d'insuffisance cardiaque même légère et ne se traduisant que par des œdèmes passagers, de l'oppression dans l'effort ou de l'albuminurie temporaire ; de même aussi pour celles ayant un rétrécissement très serré, ou une aortite avec double lésion orificielle ; enfin encore quand une cardiopathie même bien compensée coexiste avec des malformations théoriques, avec une néphrite ou une tuberculose pulmonaire.

La tension artérielle est aussi un élément important pour juger l'état de ces malades. Une hypotension notable (soit de 8 à 9 centimètres aux appareils de Vaquez ou d'Amblard), une hypertension notable (soit de 16 à 17 aux mêmes appareils) sont aussi des contre-indications formelles au mariage. Mais ces troubles de la tension, pour imposer cette abstention, devront être non pas passagers, mais continus, et l'on ne se prononcera d'une façon définitive que si des examens répétés établissent la permanence du trouble vasculaire.

Toutes les autres cardiaques pourront se marier, avec quelques réserves :

a. La cardiopathie ne doit être ni héréditaire, ni familiale ; il ne doit pas y avoir d'autres malformations dans la famille ;

b. Le mari ne doit pas être porteur d'une cardiopathie ; il ne doit pas être parent proche de la jeune fille.

La situation sociale de la femme importe aussi beaucoup. Celles qui sont exposées à des fatigues, à des efforts violents et prolongés ne pourront supporter la coexistence d'une grossesse et d'une lésion cardiaque.

Le mariage d'une cardiaque autorisé, une grossesse survenant, des précautions sont à prendre. Il conviendra de surveiller l'alimentation, d'examiner fréquemment les urines aux points de vue de l'albumine et de la rétention chlorurée, car M. Bar a montré combien l'éclampsie survenait aisément dans ces conditions. Il faudra ensuite éviter toute fatigue à la malade et, dès le quatrième mois de sa grossesse, la mettre à un repos complet. Pendant le travail, la surveillance attentive de la malade devra redoubler ; si celle-ci devient dyspnéique, il faudra hâter le travail par une application de forceps ou la version. Au moment de la délivrance, il ne conviendra pas de se hâter, d'arrêter trop vite le suintement sanguin qui toujours l'accompagne. Cette saignée est plus favorable que nuisible. Enfin l'allaitement sera déconseillé, car il serait l'origine de beaucoup de fatigues, d'ennuis et de surmenage.

La thérapeutique à suivre en présence d'insuffisance cardiaque sera la médication tonicardiaque ; la digitaline, la spartéine, l'huile camphrée sont les médicaments de choix à employer.

L'œdème pulmonaire sera traité par la saignée générale. Et en présence d'accidents graves, si la grossesse n'est pas à terme, il faudra recourir à l'avortement, ou à l'accouchement rapide prématuré.

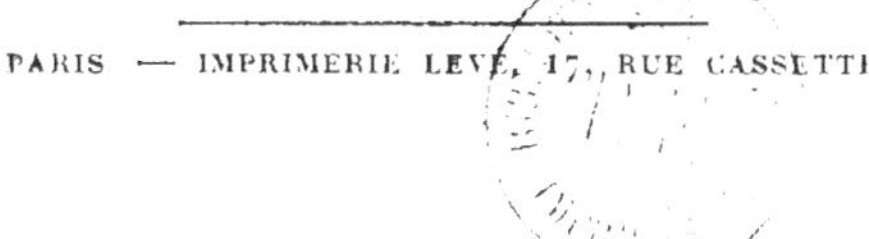

PARIS — IMPRIMERIE LEVÉ, 17, RUE CASSETTE

LANCETTE FRANÇAISE

GAZETTE DES HOPITAUX

CIVILS ET MILITAIRES

FONDÉE EN 1828

CE JOURNAL PARAIT TROIS FOIS PAR SEMAINE

LE MARDI, LE JEUDI ET LE SAMEDI

PRIX DE L'ABONNEMENT :

FRANCE.. . . . . . . 3 mois : **4 fr. 50**. — 6 mois : **8** fr. — 1 an : **15** fr.
UNION POSTALE. . 3 mois : **7** fr.   ». — 6 mois : **13** fr. — 1 an : **25** fr.

Prix du Numéro : 10 c. — Le Numéro du samedi : 25 c.

Prix spécial pour les Étudiants en médecine :

FRANCE : 6 mois, **5** fr.; 1 an, **10** fr. — UNION POSTALE : 6 mois, **7'50**; 1 an, **15** fr.

S'adresser *directement* aux bureaux du Journal.

ADMINISTRATION

49, RUE SAINT-ANDRÉ-DES-ARTS, 49

PRÈS LA FACULTÉ DE MÉDECINE

PARIS 6ᵉ